DES

VENTOUSES VÉSICANTES

DANS LES

CONGESTIONS CHRONIQUES MÉDULLAIRES

(TRAITEMENT BARADUC)

Travail lu au Congrès international de Copenhague

PAR

Le Dr BARADUC Fils

Ex-interne des hôpitaux de Paris,
Membre de la Société de Médecine pratique, de la Société de Médecine de Paris, etc.

PARIS
IMPRIMERIE DE LA FACULTÉ DE MÉDECINE
A. DAVY, SUCCESSEUR DE A. PARENT
52, RUE MADAME ET RUE CORNEILLE, 3

1886

DU MÊME AUTEUR

Essai sur le traitement de l'attaque d'hémorrhagie cérébrale. — (Thèse doctorat.)

Varices vésicales en rapport avec les hémorrhoïdes anales (Observation avec planche).

Double prolapsus ovarien. — Compression ovarienne intravaginale produisant le transfert; phénomènes d'ovulation tangibles. (Travail lu à la Société de biologie.)

Aimantation dans l'hémichorée.

Ventouses rubéfiantes dans l'hystérie majeure, à forme anesthésique, traitée par la disparition progressive des zones hystérogènes de la colonne.

Essai sur les phénomènes à distance.

DES

VENTOUSES VÉSICANTES

DANS LES

CONGESTIONS CHRONIQUES MÉDULLAIRES

(TRAITEMENT BARADUC)

Travail lu au Congrès international de Copenhague

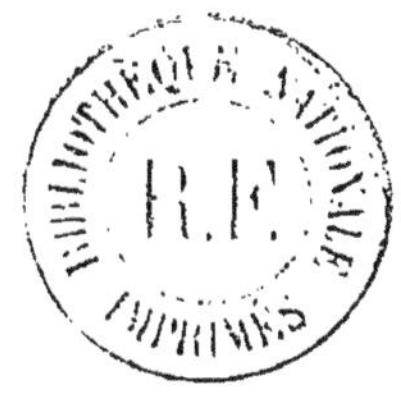

PAR

Le Dr BARADUC Fils

Ex-interne des hôpitaux de Paris,
Membre de la Société de Médecine pratique, de la Société de Médecine de Paris, etc.

PARIS
IMPRIMERIE DE LA FACULTÉ DE MÉDECINE
A. DAVY, SUCCESSEUR DE A. PARENT
52, RUE MADAME ET RUE CORNEILLE. 3

1886

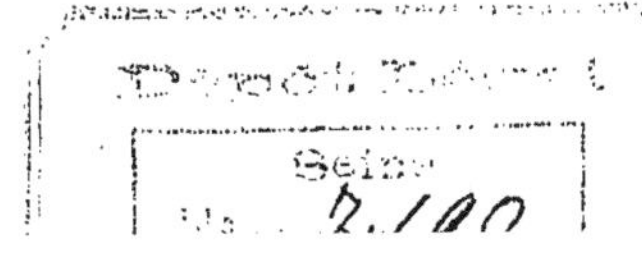

DES

VENTOUSES VÉSICANTES

DANS LES

CONGESTIONS CHRONIQUES MÉDULLAIRES

En 1850, mon père fit paraître, avec plusieurs observations à l'appui, un essai sur le traitement des affections de la moelle, par les ventouses vésicantes (1).

L'idée principale de ce traitement consistait en une révulsion, allant jusqu'à la formation d'ampoules, pratiquée sur la colonne à l'aide de ventouses, mises dans l'intention de faire reparaître les symptômes principaux antérieurement accusés par les malades.

Aux cas de guérison, cités à l'appui de sa thèse, se sont joints sous mes yeux de nouveaux faits ; en dehors des malades que j'ai pu suivre, j'en ai traité moi-même quelques-uns : je viens donc aujourd'hui publier un aperçu des observations que j'ai pu faire dans le cours de ce traitement, créé, non sans succès, par mon père, et modifié en quelques points par moi-même ; d'où sa dénomination : traitement Baraduc.

---

(1) Etudes théoriques et pratiques des affections nerveuses, de l'inflammation, des ventouses vésicantes, par le Dr H.-A.-P. Baraduc. 1850. J.-B. Baillière.

Je commencerai :

1° Par exposer le parti que l'on peut, au point de vue dérivatif, tirer des anastomoses vasculaires intra et extra-rachidiennes.

2° Après avoir décrit le mode d'action *dérivatif vésicant* et *stimulant* des ventouses à cloques, je chercherai à établir les périodes par lesquelles passe le malade.

3° Un mot des indications et contre-indications de cette méthode, suivi de quelques observations, terminera l'étude de ce traitement, propre, je crois, à rendre de grands services durant les premières phases d'une évolution sclérotique.

Pour obtenir plus facilement la production d'ampoules j'ai continué à me servir d'un tampon imbibé d'éther, qui, introduit dans la ventouse, y détermine le vide bien mieux que la classique lampe à alcool ; pour s'en convaincre, il suffit de comparer les deux jets de flamme.

Dans ce but, j'ai fait construire par M. Mathieu un petit appareil d'un maniement facile ; il se compose d'une boule de ouate tassée dans une noix à jour, fixée elle-même au bout d'une pince à crochets. Après l'avoir exposée à une bougie, il suffira, si l'on veut avoir une flamme plus vive, d'écarter un instant les pinces et de les refermer. On peut ainsi graduer le jet de flamme, chose importante, dans l'application des ventouses, variant entre 2 et 8 centimètres de diamètre : Ne pas appuyer l'instrument contre le verre, le retirer vivement, le vide est produit et la ventouse appliquée. J'ai ainsi un moyen d'exercer sur les points de la peau et des masses musculaires correspondants à un segment de la moelle, une remarquable dérivation, un véritable *drainage* des segments de la moelle atteints.

Le moyen est d'une puissance essentiellement graduable, par le nombre, le volume, la durée et la répétition des ventouses ainsi appliquées. Un coup d'œil jeté sur la circulation médullaire, rend compte du parti que l'on peut tirer des dispositions vasculaires au point de vue dérivatif : des noyaux centraux à la queue de cheval, elle est irriguée par trois systèmes, le carotidien, le vertébral et le système aortique; ce dernier fournit par les intercostales et les lombaires, la branche *spinale*, qui se divise elle-même en deux rameaux : l'un *intra-rachidien* pour les méninges et la moelle, dont les divers départements reçoivent des circulations spéciales, systématisant ainsi la donnée fonctionnelle et pathologique. (*Voir les planches d'Adamkiewitch, de Cracovie.*) Il entre par le trou de conjugaison, suit les troncs nerveux dans le canal, et s'anastomose avec les spinales antérieures et postérieures, issues du système de l'artère vertébrale. L'autre rameau, plus volumineux ou *extra-rachidien*, se rend aux masses musculo-cutanées qui entourent l'axe rachidien; ce dernier rameau constitue une voie par laquelle une fluxion collatérale artificielle peut être exercée au détriment du rameau médullaire, ainsi anémié.

Pour le système veineux, il existe plusieurs voies de dégagement; le sang noir sort de la moelle par un rameau qui, au niveau du trou de conjugaison, se jette dans le plexus circulaire, formant ampoule à ce point ; le dégagement naturel du plexus circulaire se fait par la veine spinale qui, grossie du sang noir des masses musculo-cutanées, contribue à former l'azygos. En faisant un appel périphérique sur le sang veineux de ces masses, on agira évidemment, vu l'absence des valvules, sur la circulation centrale, c'est la voie collatérale. Reste la voie de dérivation la plus directe. La partie postérieure du plexus circulaire intra-rachidien, communique avec le plexus extra-rachidien, par des veinules nombreuses, enserrant les apophyses transverses, passant entre les lames des vertèbres, établissant ainsi dans le plan horizontal une large voie de communication, utilisée par la dérivation vésicante.

Les veines mastoïdiennes et celles des trous condyliens postérieurs présentent pour le crâne une voie de dérivation analogue entre les sinus latéraux, d'une part, recevant le sang noir du cervelet des noyaux centraux, et, d'autre part, les mailles si serrées des plexus extérieurs de la région de la nuque et du cou.

Telles sont, pour la base du crâne et de la moelle, les voies *horizontales* de dégagement.

Dans le *sens vertical*, tous les segments des plexus antérieurs et postérieurs intra-rachidiens communiquant entre eux dans toute la hauteur de l'axe, on comprendra qu'un vigoureux appel de sang puisse être fait dans la région lombo-sacrée, pour agir sur la stase sanguine de la région cervicale. Pour établir plus rapidement ce dégorgement, on pourra, dans le cas donné, faire un appel à la nuque dans le sens horizontal et une dérivation verticale à distance, sur les reins ; pour cela, il suffit de placer 15 à 20 ventouses en triangle allongé, les grosses en bas, les petites en haut, ces dernières formant la pointe. La forme même de l'application donnera l'idée générale du sens dans lequel évoluera la masse de sang, surtout si, comme le veut mon père, on laisse plus longtemps agir les grosses.

Telle est la conception d'une application destinée à produire une puissante dérivation ; mais si l'on voulait agir spécialement sur un point déterminé, soupçonné de lésions débutantes, c'est à la répétition des ventouses placées sur le champ papillaire en rapport, au niveau des gouttières correspondantes, qu'il faudrait avoir recours. Les ventouses seraient en outre laissées jusqu'à la formation d'ampoules. A la *dérivation locale* viendrait bientôt se joindre la *soustraction*, *également locale*, d'une quantité de sérosité déterminée. Les cloques ou ampoules se forment sur la bosselure œdémateuse teintée en rouge ou rouge sombre plus ou moins rapidement, suivant les régions et la nature du système cutané : d'une grosseur variant entre une gouttelette et le volume d'une cerise, il suffit de les percer pour évacuer une sérosité citrine albumineuse, quelquefois teintée de sang, très abondante sous certaines ventouses, moindre dans d'autres. Ces vésicules peuvent renfermer jusqu'à 2 grammes de liquide, le plus souvent quelques gouttes s'écoulent, à la piqûre nécessaire pour éviter la douleur causée par une dénudation papillaire trop étendue ; l'épiderme se racornit ensuite, tombe et laisse à nu les papilles qui en forment un nouveau, si bien que quatre à cinq jours après, on peut alterner les places occupées par les godets.

Une application vésicante peut soustraire de 5 à 20 grammes de sérosité ; en la joignant à celle qui se trouve épanchée dans le tissu œdémateux, surmonté par les ampoules, on peut approximativement élever à une quarantaine de grammes la quantité de sérosité soustraite ou dérivée de la circulation extra-rachidienne, qui, on le sait, est en communication directe avec l'intra-rachidienne. La répétition de l'application vésicante 2 ou 3 fois par semaine produit, simultanément à la dérivation et à la vésication, un troisième état au niveau même du segment congestionné, c'est l'*irritation papillaire*.

Ces papilles nerveuses, périphériques, dénudées, produisent une excitation centrale sur les éléments vasculaires et nerveux du segment médullaire avec lequel elles se trouvent en rapport.

Un spasme artériel est-il le résultat de cette irritation périphérique, ainsi que le croit Brown-Séquard? Je le pense, au début ; mais il se fait à coup sûr un dégagement central, un drainage du centre à la périphérie ; bientôt ensuite, la circulation du segment, de stagnante qu'elle était, devient plus vive ; il s'établit une hyperhémie active centrale, décelée par l'apparition de symptômes aigus et fébriles : cette fièvre locale est engendrée et maintenue, dans sa forme *résorbante*, par la persistance de la dérivation exercée sur la circulation veineuse; L'irritation papillaire entretient également cet état de fièvre intra-médullaire, qui oxyde les matériaux déposés en excès autour des éléments nerveux, qu'ils étreignent.

Une irritation dénutritive provoquée et modérée, reproduisant les symptomes causés par une irritation nutritive exagérée, telle serait la formule expliquant le retour des symptômes que mon père a décrits, et des accès fébriles que j'ai constatés ; le travail de reprise, se faisant plus facilement pour les points les moins atteints, rendrait compte de l'ordre d'apparition des symptômes se reproduisant inversement à celui de leur apparition.

En résumé, la vitalité et le fonctionnement de l'élément nerveux, évoluent entre ces trois termes :

1° Apport nutritif par le sang artériel d'un protoplasma phosphaté alcalin à base de potasse.

2° Transformation, accumulation, émission ou transmission dynamiques.

3° Reprise par le sang veineux, rejet des principes azotés oxydés et des sels phosphatés devenus acides (Expériences de Byasson, Jolly). Avec ces données, on peut ainsi interpréter, je pense, l'évolution des accidents pathologiques de la congestion, qu'elle provienne du surmenage, du froid ou des diathèses, *soit* par une excitation fonctionnelle exagérée; elle mènerait l'élément nerveux à la déchéance nutritive, et serait accompagnée d'une congestion secondaire, d'ordre inhibitaire, comme après un ébranlement traumatique, *soit* par un apport nutritif exagéré et dévié du type albumineux phosphaté, potassique alcalin.

Quelle que soit sa cause, il s'établit à la longue une

parésie dynamique de l'élément hypertrophié dans la forme, et noyé dans une lymphe impropre à sa nutrition, mais apte en revanche à s'organiser ; la conséquence, au point de vue de la circulation veineuse, est donc double ; c'est une stase veineuse, n'ayant plus de tendance à reprendre les déchets d'un fonctionnement restreint, et l'accumulation dans le sang noir, de principes toxiques et de nature hypnotisante pour la vitalité nerveuse amoindrie. On voit donc l'importance de remettre en état la circulation veineuse ; aussi note-t-on, dès les premières applications, une amélioration immédiate.

En partant de ces principes, ne peut-on pas envisager les accidents curatifs, qui se produisent sous l'aspect d'une décongestion artificielle, drainant sang et sérosité de l'intérieur à l'extérieur, remettant d'abord la circulation veineuse en son mouvement normal, ébranlant ensuite la vitalité dans le sens d'une dénutrition locale, jusqu'au moment où l'élément, dégagé par la dérivation progressive, réveillé par l'excitation papillaire, témoigne encore d'une certaine vitalité par la reproduction des manifestations premièrement exprimées ; ce travail interne s'accompagne d'accès fébriles, riches en déchets azotés et phosphatés, preuves palpables du mouvement de résorption intérieure. C'est ce que nous nommons *accidents de retour* ou *fièvre de reprise*. Le poids du malade diminue du reste un peu.

Des faits analogues se passent aux eaux.

La période d'augment, la semaine des sables témoignent de la fièvre thermale, que les éléments minéralisateurs déterminent chez les malades ; ils deviennent, en effet, surexcités et voient augmenter, ou revenir, leurs manifestations morbides antérieures : ultérieurement, se produit une amélioration fonctionnelle des appareils atteints, ou quelquefois une aggravation.

Appliqués aux congestions chroniques de la moelle, les 21 jours de cure thermale me paraissent constituer une médication trop arbitrairement limitée, même lorsqu'elle est répétée.

Je préfère, dans l'espèce, une dérivation vésicante, qui prend son temps, augmente ou modère, au gré du médecin et de l'état du malade, les effets d'une reprise progressive et continue.

Les indications se tirent toutes du malade et de la maladie :

1° *Du malade*, dont l'âge, les forces, l'impressionnabilité spéciale, dicteront la durée et le degré d'énergie du traitement, Chez l'enfant, l'adulte, l'homme fait, tant que les tissus nerveux évoluent et se renouvellent dans une mesure plus ou moins voisine de la normale, les chances de guérison sont beaucoup plus grandes ; elles diminuent dans le cas où l'on traite un malade âgé, dont les cellules ont une tendance atrophique naturelle, ou, lorsque sous l'influence de diathèses ou d'alcoolisme marqués, les processus scléreux et graisseux exercent sur l'économie un empire souverain ;

2° L'âge, les cachexies, les lésions constituées, exigent donc une grande prudence, si ce n'est une abstention définitive ; dans ces circonstances, le traitement doit se borner à l'usage des pointes de feu et d'une médication phosphorée modérée, à l'emploi de l'aimantation et de l'électricité, au rejet de toute tentative osée; le temps et l'espérance feront le reste.

Il est sage, en tout cas, de chercher à apprécier le degré de vitalité du malade, de s'en faire une idée, par l'examen des organes non lésés; ils permettront aussi de se fixer l'esprit sur ceux qui sont malades et de pressentir combien ils sont atteints. D'autre part, à partir de 50 ans, l'évolution médullaire doit être considérée comme bien ralentie, il faut donc en tenir compte; malgré tout, les individualités seules feront loi.

La *maladie*, de son côté, se présente sous des aspects différents de forme et de siège :

1° Une forme *subaiguë*, à manifestations plutôt éréthiques que parétiques;

2° Une forme *vasculaire*, à stase chronique, qui persiste longtemps sans tendance hyperplasique; facile à améliorer, facile à se reproduire, telle est sa note; aussi la médication vasculaire (ergotinine) viendra-t-elle se joindre à une dérivation nécessairement beaucoup moins vésicante que pour la forme suivante;

3° Par sa tendance, la forme *scléreuse* commandera une médication iodurée, dès les phénomènes de retour.

4° Une forme *anervique* ou la fatigue, l'usure de l'élément tiennent le premier rang et la congestion le second.

Dans ce cas, le phosphore, l'aimantation, l'électricité tiendront tout le cadre thérapeutique, tandis que la dérivation ne fera qu'assurer la libre circulation veineuse des appareils nerveux remis en état par les apports artériels modifiés dans le sens d'une renutrition.

En dehors de ces clichés nettement dessinés, il reste établi que parallèlement au traitement de la forme congestive, le traitement de l'état diathésique sera institué, et concomitamment poursuivi.

J'ai cru m'apercevoir que les ventouses avaient une action plus directe sur les affections postéro-latérales que sur celles des parties antérieures de l'axe médullaire : les phénomènes dus aux dégénérescences secondaires n'ayant été l'objet d'aucune étude spéciale, je ne puis rien en dire.

Telles sont les données que les considérations du siège de l'affection m'ont fournies jusqu'à ce jour.

Le pronostic des affections de la moelle doit-il rester aussi sombre que par le passé ? Outre les quelques observations que je publie, le nombre plus étendu de celles que j'ai commentées, des faits nouveaux surgissent actuellement d'un peu partout, montrant les améliorations à longue portée, pour des cas d'ataxie, de sclérose en plaques ; on est donc porté à mettre moins facilement l'épithète d'incurable, sur une affection de cette nature.

J'espère, moi-même, arriver à des résultats plus satisfaisants.

D'autre part, si l'anatomie pathologique nous présente la lésion constituée, et, par cette vue, jette une sorte de défaveur sur toute tentative, elle nous offre aussi la vue de groupes cellulaires, échappés à l'invasion du système et suffisant à un fonctionnement restreint, il est vrai, mais encore notable.

Des cylindres-axes dégainés suffisent encore à relier deux appareils, et à leur assurer une communication, qui est tout un enseignement et une espérance à la fois.

Enfin des suppléances fonctionnelles, des polarisations nouvelles peuvent s'établir : si donc les débuts d'une congestion appartiennent à la dérivation et la rénutrition médullaire, les phases ultimes doivent se rabattre sur les suppléances à tâcher d'établir, question à peine ébauchée, mais riche en déductions et en résultats pratiques lorsqu'elle sera résolue. On n'a pas non plus assez dit, on n'a pas assez insisté sur cette question du renouvellement cellulaire de la moelle, que cellules nerveuses, cellules de la névroglie sont identiques au début, et qu'un mode nutritif différent en change seul la nature ; il suffit donc de les mettre en état de se *développer*, de les *phosphorer*, de les *aimanter* à temps et de les *entraîner* ensuite par un exercice gradué, pour avoir après les effets d'une sage décongestion, un nouveau mode de vitalité, une modification dans la nutrition intime du segment, une vraie rénovation médullaire.

Je donne ici un aperçu synthétique un peu aride, il est vrai, du traitement tel qu'il doit être compris dans son ensemble, pour en constituer l'unité, mais en rappelant que *tout gît dans le cas*.

J'ajoute que ce cadre a été établi par moi seul, en m'appuyant toutefois sur l'idée émise, en 1850, par mon père, de reproduire le symptôme. La description de la fièvre de reprise, la phosphorisation, l'aimantation et l'entraînement cellulaires me sont personnelles, ainsi que l'établissement des périodes. On ne les rencontre pas obligatoirement dans toutes les observations ; je le répète, c'est un cadre que j'expose !

Le traitement se divise en quatre périodes :

1° Période de décongestion veineuse, avec amélioration passagère ;

2° Période de fièvre de reprise, avec accidents de retour ;

3° Période d'oscillations, avec indications diathésiques ou nutritives ;

4° Convalescence avec entraînement progressif et polarisation fonctionnelle.

1re Période : *Décongestion veineuse.* — On observe surtout dans les formes vasculaires une phase d'amélioration qui se produit dès la cinquième ou sixième application.

Dans les formes à tendances scléreuses on retrouve aussi, mais après un plus grand nombre de ventouses, des manifestations de mieux, que l'on peut rapporter à une décongestion des points les moins touchés ; ce résultat a lieu d'autant mieux que la peau fait plus facilement ampoule.

2me Période : *Fièvre de reprise, accidents de retour.* — On ne peut, toutefois, s'en tenir à une amélioration si peu solidement établie, surtout en présence d'un état relativement ancien, et dont les symptômes portent à admettre une congestion interstitielle ou une prolifération à son début. Le but est alors de provoquer, par la vésication, dans les segments médullaires atteints, une irritation de nature dénutritive.

La ventouse fait diminuer, d'abord, l'état de vascularistion en tant que chaleur, lourdeur, plénitude, douleur à la commotion de la région lombaire par exemple, puis le système nerveux se modifie, dans sa circulation anormale, il perd son éréthisme ; le malade traduit la chose par ces mots : « Je suis mieux mais plus anéanti. »

En 15 à 20 jours, s'il s'agit d'une simple congestion chronique; en un mois ou six semaines, s'il s'agit d'une altération plus avancée, c'est-à-dire après 150 ventouses à ampoules (je donne ici des termes approximatifs), on voit commencer la seconde phase. Le malade dort mal, s'agite, éprouve une inappétence générale, ses digestions sont difficiles, la langue est sale, il mange peu, et surtout devient *frileux*. Il se produit alors le soir, plusieurs jours de suite, de petits accès de fièvre. De claires, les urines deviennent foncées, rouges, teignent le vase en rose et déposent un excès de phosphates ; en même temps, reparaissent les accidents de la maladie, dont l'observation *a été strictement prise. C'est la fièvre de reprise, ce sont les accidents de retour*. Le symptôme est reproduit, non seulement en lui-même, mais avec ses manifestations connexes, réflexes, physiologiques ou maladives, tant du côté de la sphère végétative, que de la sphère relative ; il se traduit par le réveil de douleurs ; un des premiers faits est la restitution de la sensibilité à la région dorso-lombaire, engourdie; les crises névralgiques, en ceinture, les phénomènes réflexes, les spasmes, tiraillements musculaires, crampes, raideurs, parésies plus accentuées, palpitations, diarrhées, anorexie, etc., reviennent dans l'*ordre inverse à leur mode d'apparition.*

En même temps, le malade *maigrit* et témoigne ainsi de la reprise générale et partielle; il accepte assez bien le retour de ces souffrances et y puise même un sentiment de confiance, dû à l'apparition de phénomènes dont la venue lui avait été annoncée.

La fièvre de reprise et le retour des symptômes ont une grande importance, car ils sont l'indice d'un arrêt dans l'évolution pathologique, et une preuve que les éléments nerveux ne sont pas par trop compromis. Leur prompt retour sera la garantie d'une intégrité plus grande, leur tardive venue ou leur absence, dénoteront la plus complète évolution d'un désordre organique : il existe ainsi toute une gamme de nuances que la pratique seule du traitement peut donner, et que le médecin doit s'efforcer de saisir.

Cette période est assurément la clef de voûte du traitement, car elle doit provoquer une irritation résorbante assez vive pour reprendre le plus possible, sans aller trop loin et sans altérer la vitalité de l'élément nerveux compris. Il faut ne pas dépasser les bornes d'une simple *irritation dénutritive*, et éviter de produire des altérations sérieuses, surtout chez les personnes arrivées à une phase avancée de leur maladie, ou d'une constitution débilitée.

Mais, supposons-nous restés dans les termes voulus, revenons à cette période de retour. Elle peut se présenter avec des allures différentes, ou être trop vive et avoir besoin d'être modérée ; alors des bains gélatineux, quelques ventouses scarifiées calment la fièvre trop ardente ; les trois bromures ramènent le sommeil et diminuent les mouvements réflectifs trop marqués.

Au contraire, lorsqu'elle tarde à se montrer ou qu'elle n'est pas assez vive, un vésicatoire peut déterminer à un moment donné un mouvement de reprise plus énergique. Il est à noter que dès l'apparition du symptôme recherché, un mieux s'établit dans l'appareil dégagé. *La série des appareils dégagés constitue la période de retour*, qui peut durer plus ou moins longtemps, de quinze jours à un mois et demi.

3me Période. — *Oscillations, indications diathésiques et nutritives, rechutes.* — Déjà les nuits sont meilleures, l'appétit plus vif, il y a des journées réellement bonnes ; le malade accuse son état par ces mots : « Depuis longtemps je n'ai été aussi bien. » Le résultat acquis demande toutefois à être consolidé ; aussi faut-il, tout en luttant contre la tendance congestive invétérée par des applications plus espacées et plus modérées, diminuer peu à peu la vascularisation par l'injection de quelques gouttes d'ergotinine, en même temps que les médications curatives spéciales aux diathèses seront exercées parallèlement.

Les oscillations se produisent dès les premiers jours de cette période, elles deviennent ensuite plus espacées ; plus tard enfin, la disparition de tel symptôme se maintient et l'ensemble marche vers une amélioration progressive, qui d'instable devient fixe. A la fin des oscillations, les ventouses seront abandonnées et remplacées par l'usage espacé de pointes de feu fines et stimulantes ; elles fixent pour ainsi dire l'amélioration et lui donnent de la persistance.

Maintenant que les appareils sont et restent bien dégagés, il faut tendre à les remettre dans des conditions de nutrition meilleure ; aussi, dès la diminution des oscillations et l'affermissement d'une amélioration, il est de la plus haute importance d'instituer un traitement tendant à la *rénovation et à la rénutrition* des appareils nerveux atteints.

C'est l'*aimantation suivie d'électrisation* et la *phosphorisation* qu'il faudra pratiquer.

Pour cela, tous les deux jours pendant dix à quinze minutes, la moelle sera aimantée avec un puissant aimant (25 à 50 kilos); et l'électricité sera immédiatement employée, soit sous forme de courants continus, de galvanisation ou de faradisation, fil gros pour les muscles, fil fin pour la peau et les muqueuses.

En aucune circonstance il ne faudra jamais aller jusqu'à la fatigue de l'élément nerveux.

En même temps que l'on cherche à exciter le fonctionnement nerveux, à orienter des courants intramédullaires, à y produire des modifications chimiques polaires, il faut tendre à la renutrition médullaire, en se souvenant que le protoplasma péricellulaire est un phosphate albumineux, potassique alcalin. C'est alors le cas de faire consommer des cervelles par le malade, aussi longtemps qu'il pourra les supporter. J'ajouterai sous ce rapport que l'usage continu de cet aliment a une action laxative sur l'intestin. C'est un choléogène très net.

La phospharisation des éléments nerveux se fait aussi avec le phosphure de zinc à 0,004 milligr. que l'on peut continuer plus longtemps qu'on ne l'écrit habituellement; les capsules d'huile de foie de morue phosphorée, à 1/3 mill. du Dr Reinvilliers, sont aussi très bonnes. Lorsque l'estomac se dégoûtera, il faudra arrêter la phospharisation, sauf à la reprendre au besoin, car il est aussi important de remettre la nutrition nerveuse dans le type phosphoré, qu'il est urgent d'empêcher de l'en laisser sortir. Ma conviction est que la déviation nutritive à tendance scléreuse ne se produit que par une nutrition qui n'est plus *albumino-phosphorée*. L'élément se trouvant surexcité par l'alcool ou par un fonctionnement exagéré, ébranlé par un traumatisme *à frigore* ou autre, au lieu de rencontrer dans son atmosphère lymphatique les aliments voulus, n'y puise que des principes capables d'enrayer sa fonction, et d'altérer sa structure.

La phospharisation au point de vue nutritif, l'aimantation électrique au point de vue des transformations dynamiques sont indispensables.

Cette période se signale quelquefois par l'exagération d'une oscillation, c'est-à-dire par une rechute qui peut se produire tant que la rénutrition n'a pas été poussée assez loin. Pour les éviter, l'éloignement des préoccupations, des causes d'épuisement ou de surexcitation nerveuse sera pratiquée; l'isolement serait la meilleure chose, le malade devant être tout à son traitement n'aura pas d'autre objectif. Le froid, la chaleur, les excès de tout genre seront soigneusement écartés. Il ne faut pas oublier que c'est durant cette période que le succès se décide ou qu'une aggravation peut se produire et qu'enfin le malade peut rester amélioré, mais non guéri, sans reprendre complètement lorsqu'il s'agit de lésions trop anciennes ou d'un malade trop âgé. Dans ce cas, la convalescence ne doit pas être livrée à elle-même ; si longue qu'elle puisse être, il faut la diriger.

4me Période. — *Convalescence. Entraînement progressif, polarisation fonctionnelle.* — Deux à trois mois de convalescence à la campagne, au grand air, au grand calme, dans un climat à température égale, loin des affaires et de toute fatigue, achèveront le traitement qui aura duré de trois à dix-huit mois ; ce temps ne sera pas seulement consacré au repos, à la réfection totale de l'organisme, mais aussi à l'entraînement progressif des appareils sensitivo-musculaires, sans jamais aller jusqu'à leur fatigue. Le malade devra s'exercer, en outre, à une polarisation fonctionnelle régulière, c'est-à-dire, avoir la volonté ferme et soutenue d'équilibrer et de répartir le mieux possible ses forces vitales, en les concentrant et en les réservant pour les points qui ont été l'objet d'une altération. C'est une *auto-suggestion* réelle, qui n'est pas à négliger, car l'on sait que parmi les malades, ceux qui veulent fortement guérir sont ceux qui le sont le mieux et le plus vite.

Tel est l'ensemble de ce traitement, qui permet

aux segments nerveux de subir : 1° *Une décongestion veineuse ; 2° la reprise d'une nutrition viciée dans sa forme; 3° une rénutrition plus physiologique; 4° la remise en fonction des appareils remis en l'état; 5° le maintien de l'état acquis, c'est-à-dire la persistance des conditions de réparation pour les éléments anciens et de développement désormais possible, pour les jeunes cellules, plus susceptibles dorénavant d'une polarisation normale.*

Congestion cérébro-cervicale par surmenage

M. C., 26 ans, clerc de notaire, légèrement arthritique, fait, en 79, une chute sur la nuque, sans suites ultérieures : crainte de syphilis sans traces apparentes.

En août 1880, excès de travail surmenant le cerveau : céphalalgie, chaleur à la nuque, inaptitude intellectuelle ; cet état, en octobre, s'améliore par deux mois de repos. La reprise du travail ramène la fatigue, la fièvre, des accès de boulimie, une sensation de chaleur généralisée. La marche est rapidement fatigante ; avant comme après le repas énorme qu'il est obligé de faire, M. C... est pris d'un sommeil invincible qu'il cherche à vaincre par le café, dont il abuse pour se donner des forces factices; c'est en vain, sa pensée ne peut plus se fixer, il éprouve une sensibilité au froid, marquée à la peau et à la face, et me fait appeler, en avril 81, à la suite d'un refroidissement pris au sortir de l'étude. L'état actuel présente : une douleur avec chaleur et lourdeur persistante à la nuque, des battements artériels très violents à la tempe, on les perçoit nettement; face rouge, sclérotique injectée, sensations de lueurs rouges dans les yeux, hypéresthésie de la rétine, de la face, aux courants d'air; l'excitation du pneumo-gastrique se traduit par de la boulimie et l'état du pouls 50 pulsations. Le malade se plaint surtout de battements occipito-cervicaux. La fatigue du cerveau est complète.

10 mai. Repos absolu, traitement commencé, tous les deux jours.

25 mai. Apparition de la fièvre de reprise. Augmentation de la céphalalgie, réapparition de la névralgie faciale, agitation nocturne. Accès de fièvre, urines rouges déposant des sels phosphatés.

Après les ventouses, aimantation des ganglions cervicaux durant quinze minutes. La fatigue cérébrale, sous l'influence de la dérivation et de l'aimantation, diminue, les battements disparaissent progressivement.

En juin : Vésicatoire pour affermir l'amélioration.

En juillet, deux mois de convalescence à la campagne, retour en pleine santé ; absence complète des phénomènes oculaires et cérébraux. Le pouls est revenu à 78 pulsations, la faim est normale.

En résumé, M. C... a eu, dans le courant de cette congestion cérébro-cervicale datant de seize mois, 160 ventouses, 1 vésicatoire, et de l'aimantation plusieurs fois répétée.

Un an après, la cure ne s'était pas démentie.

Congestion cérébro-cervicale rhumatismale

M. de S..., âgé de 50 ans, d'une constitution sanguine et rhumatismale, a eu d'assez fréquentes crises de gravelle traitées efficacement par le cidre.

En 1869, M. de S .. a un érysipèle à la tête, il sort, malgré cela, par un temps affreux; une douleur très vive, du front à la nuque, se produit aussitôt, suivie d'une attaque de rhumatisme articulaire généralisé. Après la crise, il reste à M. de S... une double paralysie radiale de la sensibilité exclusivement :

Le pouce, l'index et une partie du médium sont presque insensibles, ils ont cependant la sensation du froid. Quant à la motilité, elle n'est pas atteinte, M. de S... peut se servir très facilement d'un fusil.

En janvier 1883, une attaque de congestion se déclare par des vertiges dans la rue, répétés à chaque sortie, et n'existant pas dans l'appartement. L'impression de l'air sur la figure colorée paraît les provoquer; en même temps, une douleur avec sensation de plénitude se déclare à la nuque, la région occipito-cervicale est chaude, au toucher la compression de la septième vertèbre cervicale est douloureuse, elle est également le point de départ d'irradiations douloureuses vers l'occiput. Un régime léger est institué. Eau de Vichy, pas de liqueurs. Le pouls est de 45 pulsations, mais M. de S... me déclare que ce n'est pas le fait de sa maladie actuelle. Il a été examiné par le Dr Bouillaud à ce sujet ; il présente un petit cœur normal contenu dans une vaste poitrine, et peu en rapport avec sa haute stature.

En mai. 8 ventouses à la région cervico-dorsale sont appliquées pendant 35 minutes tous les deux jours.

19 mai. — Il persiste de la chaleur à la septième vertèbre cervicale. Céphalalgie moindre, vertiges existant toujours.

28 mai. — Les vertiges persistent, deux ventouses scarifiées retirent 80 grammes de sang épais et rouge, ce qui affaiblit un peu le malade mais diminue les vertiges existant encore. Potion iodée bromurée.

2 juin. — Un vésicatoire est appliqué et produit beaucoup d'effet. Crise de fièvre, retour des vertiges, accidents de retour, faiblesse générale, douleurs articulaires passagères.

Le malade se repose après cette violente crise et huit jours après se sent complètement remis; la nuque n'est plus chaude, la vertèbre n'est plus douloureuse, plus de traces de vertiges. La céphalalgie a disparu. Le malade part pour la Normandie se soumettre à une cure de cidre. L'insensibilité des doigts s'est modifiée, un peu plus de chaleur. Le pouls est le même.

Sclérose du système postérieur datant de deux ans et demi, guérie pendant dix-sept ans; mort par embolie.

M. de St-S..., officier supérieur, âgé de 47 ans, fut pris, durant une promenade, le 20 juin 1864, d'un fort vertige avec éblouissement, menace de chute, suivie de trouble de la vue et de marche incertaine.

Peu de jours après, répétition des vertiges : vue troublée et marche titubante.

L'hydrothérapie, une saison à Vichy sont sans résultats ; la mer amène une grande surexcitation. L'état s'empire d'un état anémique dû à une cure par l'eau; tristesse consécutive. M. de St-S... est nommé colonel ; une amélioration se produit dans l'état général, mais les symptômes, malgré cette sorte d'accalmie, persistent du côté du cerveau et de la moelle. Symptômes cérébraux, insomnie, mémoire paresseuse, travail difficile, fatigue rapide. Lourdeur de tête qui éprouve le retentissement de chaque pas, vue troublée. M. de St-S... voit au travers d'un brouillard, les objets vacillants sont irisés, parfois un peu de diplopie, vertiges.

Symptômes médullaires. Fatigue musculaire, douleurs fulgurantes du genou et de la cheville, crises gastriques en ceinture, difficulté d'uriner, marche incertaine jetée un peu en dehors, difficulté de tourner sur soi-même, impossibilité de marcher la nuit, nécessitant l'emploi des yeux, un peu d'incontinence d'urine.

Le début du traitement a lieu en mars 1866, deux ans cinq mois après la première crise d'éblouissement; deux groupes de ventouses, un supérieur, un inférieur (en tout quinze) sont appliquées tous les jours ou tous les deux jours par mon père.

8 novembre 1866. Les symptômes persistent, tête lourde,

insomnie, surtout après être resté assis. Moins de vertiges, pas d'incontinence.

16 novembre. Amélioration légère, la céphalalgie disparaît après les ventouses, nuits bonnes, douleurs lancinantes autour de l'orbite, la marche reste difficile sur une ligne droite, même les yeux ouverts.

22 novembre. Les accidents augmentent et reparaissent, 90 ventouses ont été appliquées ; idées et mémoire plus confuses ; grande lourdeur de tête, titubation très marquée, vue troublée, difficulté d'écrire, de se tenir sur les jambes, de se conduire.

Grande agitation, excitation nerveuse, insomnie.

25 novembre. Sangsues, la céphalalgie disparaît ; voix voilée, quintes de toux, objets irisés, douleurs fulgurantes.

27 novembre. Les vertiges sont encore plus marqués, mais la céphalalgie est moindre.

L'incontinence d'urine reparaît, douleur dans le pied gauche, grande fatigue et courbature.

4 décembre. Les accidents ont persisté jusqu'à cette date en étant de moins en moins marqués.

Du 21 novembre jusqu'au 4 décembre, 120 ventouses à la nuque et aux reins, deux purgations, un vésicatoire à la nuque pendant la réapparition des symptômes.

6 décembre. A partir de cette date, l'amélioration est générale pour tous les symptômes, pas de céphalalgie, vue meilleure, vertiges faibles, écriture moins difficile, toux moins forte, marche plus assurée.

14 décembre. L'état général est mieux.

15 décembre. Grand mal de tête, marche difficile, élancements dans la cuisse, les vertiges sont en partie passés.

30 décembre. Les ventouses fatiguent le colonel.

13 janvier. Amélioration nouvelle de la céphalalgie qui augmente par le froid ; la marche est plus spontanée, exige

moins d'attention, est plus solide le jour, encore incertaine la nuit.

16 février. 74e application. La lourdeur de tête a toujours de la tendance à revenir, mais disparaît après les ventouses, violente crise de douleurs dans le pied gauche durant quatre jours.

14 mars. 95e application. Le colonel, continuant son service de colonel de la garde, est sujet à des poussées congestives, mais qui disparaissent par les ventouses et finissent par céder. A cette date, pas de céphalalgie, marche solide et courses prolongées ; après une assez longue promenade, un fort éblouissement se produit comme au début de la maladie.

14 mai. 140e application. Les ventouses sont continuées pour lutter contre la tendance congestive.

21 juin. Tous les jours sont bons, cinq ou six kilomètres de promenade : En tout 170 applications, au moins 1700 ventouses.

1er juillet. Mon père arrête le traitement, la marche est solide, M. de St-S. peut chasser. La nuit, un peu d'hésitation, rotation, les yeux fermés, très facile, quelques crises de pied, travail facile, vue bonne.

Le colonel, devenu général, après plusieurs mois de convalescence est considéré comme complètement guéri ; il voyage, monte à cheval, fait la campagne de 70, va en captivité, plus tard passe des inspections en Algérie, mène la vie d'un officier supérieur.

J'ai suivi de 1867 à 1882 le général comme ami et comme médecin. *Durant quinze années, la santé a été parfaite.*

Tel a été le résultat des traitements des ventouses vésicantes, auxquelles le général avait voué une si profonde reconnaissance qu'elles l'accompagnaient partout dans ses inspections. J'ajoute que le traitement a été pratiqué en plein service.

A la suite de sa démission donnée dans les circonstances

politiques nouvelles, sa santé s'est modifiée d'une façon lente mais générale. La fatigue devient plus rapide, la taille se voûte; quelques crises douloureuses dans le pied, enfin un état athéromateux se manifeste peu à peu jusqu'en 82. C'est donc quinze années que le traitement a assurées dans de bonnes conditions.

En 1882, à la suite d'une chasse dans des terres labourées sous une pluie battante, une rechute a lieu. M. de St-S. est pris d'une barre dans le dos qui s'accompagne de sensation de plénitude à la région sacro-lombaire avec fatigue générale, faiblesse des jambes, difficulté de la marche. La nuit, les accidents céphaliques reparaissent ainsi que les douleurs fulgurantes, et un zona du côté gauche.

C'était un traitement nouveau à faire, qui fut suivi jusqu'en 1883, avec grande amélioration des symptômes. Une saison à la Bourboule où les eaux sont prises en trop grande abondance, provoque une fièvre thermale avec inappétence durant plusieurs mois, rechute des douleurs fulgurantes, corset de fer. Vu l'état général, l'âge du malade, 66 ans, je ne fais usage que des pointes de feu et avec succès: la santé est revenue. En janvier 1884, une embolie de l'artère centrale de la rétine paralyse tout le champ inférieur de la vision, un traitement est institué avec le concours du Dr de Grandmont (ventouses cervicales, atropine) et le champ visuel se rétablit. A partir de cette date, les symptômes d'un ramollissement central se dessinent peu à peu. Fin avril 1884, perte de connaissance suivie d'hémiplégie gauche et mort après trois jours, durant lesquels le côté droit est sujet à des accès convulsifs, de mouvements rhytmiques d'extension et de flexion dans les membres droits hyperesthésiés, la poitrine est soumise aux mêmes crises. La connaissance ne reparaît pas et la température de 41 annonce la fin.

Le résumé de cette observation montre, d'une part, une guérison de 17 années chez un ataxique datant de 30 mois ; d'autre part, deux rechutes en trois ans, remises également par les ventouses jusqu'à ce qu'une embolie cérébrale termine les jours du cher malade.

Sclérose postéro-latérale ascendente. Amélioration marquée.

M. G..., 35 ans. Revers de fortune ayant atteint ses facultés intellectuelles. Craintes de syphilis sans traces.

A la suite d'excès de boisson et de fatigues, après un fort accès de colère, M. G... est pris d'une grande crise en ceinture qui s'est répétée plusieurs fois en 18 mois ; progressivement, la jambe gauche et la jambe droite se sont prises, la maladie s'est portée ensuite sur le bras gauche et le bras droit.

27 janvier 1882. 1er *examen du malade*. Engourdissement, anesthésie plantaire avec refroidissement des pieds, hyperesthésie par contre très vive des extrémités digitales, amenant au moindre contact un violent saisissement qui lui fait rejeter plusieurs fois ses bottines avant de les mettre ; la nuit, agitation, besoin de remuer, tiraillements musculaires, crampes, plus tard mollets de bois, durs au toucher, genoux pliant difficilement, jambes et cuisses ne faisant qu'un et rendant la marche raide et saccadée. Pas d'épilepsie spinale ; la station verticale avec les yeux fermés est impossible. Le malade marche avec une canne de la main droite, et chaque fois que le pied gauche est jeté en avant pour retomber sur le talon, le bras du même côté est propulsé en avant et les doigts agités de mouvements ataxiques.

Du côté des bras, engourdissement, surtout à la main gauche qui est froide, pas de raideur musculaire, mais tressautement des muscles de l'avant-bras, flexion, extension, écartement ataxique des doigts qui n'obéissent plus à la volonté ou agissent en sens contraire. Impossibilité de se servir de la main gauche pour tenir une fourchette ou un verre, main droite moins prise : force 17 kilogrammètres à gauche, 25 à droite.

Digestion bonne, faiblesse légère de la vessie, sclérose des cordons postéro-latéraux à la région lombaire avec marche ascendante marquée, surtout à gauche, datant de dix-huit mois.

En présence d'une lésion aussi étendue, je résolus de faire une dérivation sur les deux régions successivement lombo-dorsale et dorso-cervicale par les ventouses vésicantes mises trois fois par semaine. Commencement le 27 juin 1882.

Du 27 juin 1882 au 3 février, ventouses lombo-sacrées. Je constate une période d'amélioration portant sur la sensibilité plantaire plus vive, les jambes moins raides, moins de tiraillements musculaires, etc.

Du 20 février au 8 mai, la jambe droite est dure, mais la raideur du genou gauche est complète, la jambe gauche est raide et traînante, la raideur des jambes, les tiraillements musculaires, les crises persistent. L'état général est aggravé, insomnie, accès de fièvre le soir, urines rouges, phosphatées, le traitement n'est pas interrompu par cette fièvre de reprise ou période de retour, les accidents se calment. Peu à peu la raideur disparaît le jour des ventouses pour faire place à de la fatigue ; le deuxième jour après elles, il y a de la mollesse dans les jambes devenues plus fortes, et la raideur ne reparaît que le troisième jour pour être modifiée par l'application suivante.

Le 8 mars, 140 ventouses ont été appliquées. Après plusieurs oscillations de raideur et de douleurs en ceinture de moins en moins fortes, je note sensibilité plantaire revenue, par des tressautements en chaussant les bottines, mollets moins raides, station verticale plus facile. Après huit jours de repos, le traitement des bras est entrepris tout en continuant la révulsion sur les lombes.

Rapidement M. G... éprouve un peu d'amélioration, peut

en partie se servir de sa main gauche, la faiblesse, l'insensibilité, les mouvements persistent pour les deux mains.

13 mars. Les douleurs reparaissent dans le bout des doigts avec moins d'agitation dans les mouvements des bras.

22 mars. Du côté des membres inférieurs, mollesse complète avec faiblesse dans la jambe gauche, pas même de raideur la nuit ; sommeil bon (traitement ioduré). Sensibilité meilleure des doigts.

Force : main gauche, 22 gain, 2 kil. ;
— main droite, 30 gain, 3 kil.

Le tremblement spontané, les mouvements tendineux n'existent que bien peu et à gauche ; les mains sont ensuite très agitées de mouvements saccadés.

Les ventouses cervicales sont continuées, la fièvre de reprise a lieu, urines chargées, inappétence, faiblesse générale, crampes violentes dans la jambe gauche.

7 mai. Les accidents ont disparu, les jambes sont sensibles, molles, sans mouvements musculaires, l'attitude est bonne, la marche aussi, quelques promenades.

8 mai. L'amélioration se prononce aussi pour les bras ; les mains sont chaudes, le compas est senti à 4 cent. au lieu d'un, sensibilité complète, la trémulation tendineuse est rare, l'ataxie des doigts améliorée.

Précision plus nette dans les mouvements volontaires ou réflexes pour prendre ou poser un flambeau, un verre, boutonner les boutons, choses impossibles auparavant. Les ventouses cervicales et lombaires sont continuées deux fois par semaine. Depuis un mois pas de raideurs dans les jambes, promenades seul. M. G... monte trois étages, est content de ses jambes et de ses bras, le teint est animé, clair ; les urines redevenues normales.

Une légère faradisation produit un peu de contracture des mollets qui paraît si l'on porte son action en d'autres points qu'au niveau de la région lombaire, mais elle tombe de suite, en revanche, lorsque les ventouses sont mises au niveau des quatrième et cinquième lombaires.

Les ventouses sont abandonnées pour les pointes de feu sur le cou et les lombes exclusivement ; mises à la région sacrée, l'excitation produit un peu de raideur qu'une application de ventouses fait disparaître de suite.

Les pointes de feu lombaires, faradisation, mettent M. G... dans la possibilité de marcher seul sans cannes et sans raideur, surtout aux jambes. Il mange seul, se sert de ses mains ; l'écriture est ferme ; il y a donc en cinq mois de traitement une notable amélioration d'une lésion très étendue datant de dix-huit mois. Six mois après, cette amélioration persistait, mais j'ai perdu de vue le malade parti à la campagne. M. G... a dû avoir 550 ventouses vésicantes ; qu'est-il devenu depuis ? Je l'ignore ; l'amélioration a-t-elle persisté ? Je n'ai pu le savoir.

OBSERVATION DUE A MON PÈRE

Paraplégie datant de huit ans. Guérison.

M. X..., d'une excellente santé, se considère comme infatigable. Très affecté de la mort du duc d'Orléans et fatigué par un travail de jour et de nuit pour remplir ses fonctions d'officier supérieur du génie et de député, il éprouva, en 1842, une violente et subite crise de douleurs généralisées dans tous les nerfs avec paralysie des quatre membres qui le laisse 42 jours sans mouvements avec impossibilité de changer de matelas.

Cette congestion aiguë est traitée par des ventouses scarifiées et des vésicatoires.

Peu à peu, M. X... peut se mettre sur un fauteuil, mais il lui reste une grande impressionnabilité et un état parétique, crises uréthrales, qui est améliorée en 44 par une première saison à Néris ; les autres stations thermales, l'hydrothérapie, des cautères procurent quelque soulagement. Un travail continu, la révolution de 48 augmentent la paralysie des jambes et les crises, puis il se déclare une incontinence d'urine.

M. X... est confiné à la chambre, ne fait quelques pas qu'avec l'aide d'un bras ; il ne peut se lever d'un fauteuil et arrive progressivement à mai 1850. — La paralysie a commencé en 1842, mais n'est prononcée qu'en 1846. Les crises uréthrales sont antérieures, elles s'accompagnent de douleurs et de spasmes dans les deux jambes spontanément, mais surtout à la fin de la miction qui est très fréquente, le malade sent à peine couler ses urines.

Le traitement est commencé le 1er mai 1850 ; tous les deux jours, 12 ventouses sur les reins, un bain gélatineux dans l'intervalle.

9 mai. Le général est mieux, mais plus faible ; 60 ventouses vésicantes ; réapparition des douleurs dans les bras, les reins, crispations dans les jambes, les accidents nerveux sont généralisés, fatigue, impossibilité d'agir, accès de somnolence, urines involontaires non senties, crises uréthrales.

1er juin. En plein traitement, rechute par la perte de son fils, impuissance absolue même de se lever du fauteuil, crises uréthrales violentes, vertiges, face rouge, envies de dormir continues, 8 sangsues, 12 ventouses par jour très vésicantes, un vésicatoire.

27 juin. Nouvelle période d'amélioration, les urines sont senties, crises moins vives, quelques pas.

Du 27 juin au 7 juillet. Période nouvelle de retour, douleurs généralisées, fatigue avec courbature ; les urines sont très chargées.

7 juillet. Le malade est mieux, il peut se lever seul, se soutenir, faire quelques pas.

L'amélioration de la marche se maintient ; 2 tours de jardin avec un bras (260 ventouses vésicantes et 17 bains gélatineux), la sérosité soustraite est très grande, un verre à Bordeaux parfois, les nuits sont bonnes.

14 juillet. Réveillé pour la première fois par le besoin d'uriner, le lit est dégarni. Le malade peut aller dans le jardin avec une canne, il est obligé de suivre sa démarche de l'œil et de l'attention.

15 juillet. Crises uréthrales revenues, urines chargées, mouvements dans les jambes très violents, douleurs aux chevilles et aux mollets ; les désordres ataxiques restent marqués jusqu'au vésicatoire lombaire qui agite et fatigue le malade, mais est suivi d'une grande amélioration dans la marche.

Le malade fait seul plusieurs fois le tour de son jardin, se promène dans la rue. D'un autre côté, les crises uréthrales sont peut marquées, ont beaucoup moins de retentissement sur les jambes ; exercice de marche pour la régulariser.

9 août. Tous les jours le général fait une promenade. Quelques crises atténuées, urines complètement volontaires.

24 août. Cessation des ventouses.

6 septembre. Départ pour la campagne après un traitement de 440 ventouses très vésicantes, 2 vésicatoires, 8 sangsues, 21 bains gélatineux en 4 mois.

Comme résultat, guérison de la paralysie et de l'incontinence vésicale.

Cette observation est due à mon père; mais elle montre un bel exemple de cure par les ventouses, et prouve par la comparaison avec l'observation de M. de St-S.., combien il est important de faire subir le traitement en dehors de tout travail : 440 ventouses ont suffi ici, dans un cas plus grave, alors que 1700 ont été nécessaires pour le colonel en activité.

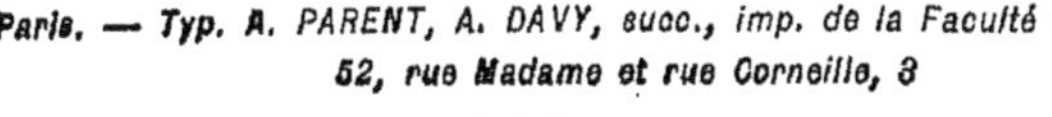

Paris. — Typ. A. PARENT, A. DAVY, succ., imp. de la Faculté de médecine,
52, rue Madame et rue Corneille, 3

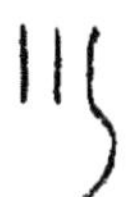

www.ingramcontent.com/pod-product-compliance
Ingram Content Group UK Ltd.
Pitfield, Milton Keynes, MK11 3LW, UK
UKHW020508230726
13925UKWH00005B/2118